QUELQUES RÉFLEXIONS

SUR LA CAUSE DÉTERMINANTE

DE

CERTAINES BOITERIES

ET

SUR LES PROCÉDÉS SUIVIS ET A SUIVRE DANS LA
FERRURE DES CHEVAUX.

L'art de la maréchallerie est encore loin d'avoir
atteint au degré de perfection que réclame la ferrure des chevaux, pour corriger la conformation
défectueuse de certains pieds, et surtout pour prévenir la perte des aplombs, les tares et l'usure, pro-
venant de l'insouciance des propriétaires, ou de
l'incurie d'un grand nombre de maréchaux.

Combien voit-on de jeunes chevaux, à peine
arrivés à l'âge où l'on peut les livrer au commerce,
déjà usés sur leurs membres et affectés de tu-
meurs molles et osseuses ! Et combien ces tares
déprécient la valeur de l'animal !

Plusieurs causes, sans doute, déterminent ces
fâcheux résultats ; mais n'en est-il pas évidemment
deux principales ? D'une part, le peu de soins qu'on

apporte à l'entretien du pied des poulains avant que le fer y soit appliqué ; d'une autre, l'ignorance de la plupart des maréchaux campagnards, qui connaissent rarement l'organisation du sabot et l'influence qu'exerce une bonne ferrure pour la conservation des aplombs. Voilà, selon nous, ce qui contribue surtout à faire naître ces maladies, ces vices auxquels la science vétérinaire peut rarement porter remède.

Interrogez certains maréchaux, par exemple, sur les moyens à employer pour redresser les aplombs du cheval légèrement bouleté, ou dont les genoux tendent à se porter en avant ; ils répondront qu'il faut abattre le plus possible les talons, afin de reporter le boulet et le genou en arrière.

Le but que je me propose dans cette courte notice, n'est pas d'indiquer le mode de ferrure applicable aux pieds défectueux, non plus que celui qu'il convient d'employer pour rétablir les aplombs faussés de certains chevaux : les ouvrages sur la maréchallerie font suffisamment connaître ces moyens. Je désire seulement fixer l'attention sur ce sujet, en rapportant quelques observations recueillies dans ma pratique, relativement aux claudications qui apparaissent tout-à-coup chez les jeunes chevaux, sans causes connues, sans lésions apparentes, et auxquelles on donne bénévolement le nom d'*écarts*, bien qu'on ne puisse préciser le siége de l'affection.

Quand le vétérinaire est appelé à donner des soins à des chevaux boiteux, il prend naturellement tous les renseignements qui peuvent lui faire connaître la cause de la claudication. Le plus souvent, ces renseignements ne peuvent éclairer son diagnostic : le cheval n'a fait aucune chute, aucun faux pas, il est ferré de vieille date, il n'a pas quitté l'écurie depuis plusieurs jours, la boiterie s'est manifestée tout-à-coup, au moment où l'on voulait se servir de l'animal. Le vétérinaire le fait alors marcher, il le trouve réellement boiteux, et le plus ordinairement de l'une des extrémités antérieures.

L'examen le plus attentif ne fait rien découvrir sur le membre ; mais, en portant les regards sur le pied, on est bientôt convaincu que le peu d'élévation des talons doit nécessairement déterminer ce genre de boiterie. On comprendra, en effet, aisément que, lorsque la partie postérieure du sabot est très-basse, tandis que le devant du pied est élevé, le poids des régions supérieures portant plus spécialement sur le boulet, un tiraillement continuel a lieu, soit au repos, soit surtout pendant la marche, sur les muscles et les tendons fléchisseurs et sur le ligament suspenseur du boulet, et que la douleur occasionnée par ce tiraillement, fait naître tôt ou tard une boiterie. Malheureusement la plupart des maréchaux donnent au pied cette forme défectueuse, sans se douter du résultat qu'elle produit ; ils abattent davantage la corne aux talons, parce que ceux-ci sont moins durs à l'instrument que la corne de la pince, et ils obligent ainsi l'animal à opérer son appui sur la partie postérieure du pied. L'homme de l'art est alors obligé d'avoir recours à un mode de ferrure tout opposé, pour faire cesser la claudication. Citons quelques faits à l'appui de cette assertion.

1° Deux chevaux, de l'espèce dite *poneys*, âgés de 5 ans, appartenant à M. D. R., furent affectés de claudication à peu de jours d'intervalle ; l'un boitait de l'extrémité antérieure gauche, l'autre de l'extrémité antérieure droite ; rien d'apparent sur les membres ; aucune cause occasionnelle connue. En examinant l'appui des membres antérieurs, on voit aisément que les talons sont excessivement bas chez les deux chevaux, tandis que le devant du pied est très-allongé. La ferrure cependant est récemment faite. Évidemment les tiraillements dont nous avons parlé, déterminent seuls la douleur, et ce qui le prouve, c'est que l'un des chevaux, pour s'y soustraire, porte alternativement l'un et l'autre boulet en avant. Le remède me parut facile : je fis déferrer les deux pieds ; on abattit quelques centimètres de corne à la pince ; on plaça des fers dont les *éponges* (1) avaient environ un centimètre et demi d'épaisseur, de manière à élever les talons et à reporter l'appui en avant. Quelques jours plus

(1) Les éponges sont les parties qui terminent les branches du fer et posent sur les talons.

tard, l'un des chevaux était droit ; l'autre cessa de boiter après quinze jours de repos, et l'emploi de quelques frictions toniques sur le membre.

Je dois faire observer qu'en pareille circonstance je fais, autant que possible, mettre les chevaux en liberté sur une bonne litière.

2° Un cheval entier, de forte espèce, âgé de cinq ans, appartenant à M. D. propriétaire à Caen, me fut présenté au moment où il arrivait de voyage. Ce cheval boitait depuis plusieurs jours d'une des extrémités antérieures. J'examinai les pieds, et je reconnus sur-le-champ que cette claudication avait pour cause le tiraillement des tendons et du ligament suspenseur du boulet. Les talons étaient effectivement très-bas, les fers épais à la pince, et très-minces vers les éponges. L'animal éprouvait une vive douleur dans le membre malade. Je pratiquai une saignée au pied ; je fis faire des onctions d'onguent populéum sur le trajet des tendons fléchisseurs et je fis appliquer des fers à éponges épaisses. Quelques jours plus tard, la boiterie n'existait plus. Depuis lors le propriétaire n'a pas cessé de faire usage de ce mode de ferrure, dont il est très-satisfait. Le cheval en question fait journellement un service pénible, au pas et au trot, attelé sur une voiture chargée de plusieurs milliers de marchandises.

3° Un cheval d'attelage, appartenant à M. S. D.,

propriétaire, montrait depuis quelque temps une disposition à devenir bouleté ; les genoux se portaient aussi légèrement en avant ; l'animal buttait fréquemment. Plusieurs personnes conseillèrent à M. D. de vendre ce cheval, qui, disaient-elles, serait bientôt ruiné complétement. Je fus consulté et déclarai que l'usure prématurée de ce cheval provenait d'une mauvaise ferrure, à laquelle il fallait remédier promptement. Inutile de répéter que les pieds se trouvaient dans le même état que ceux dont j'ai parlé précédemment. Je fis abattre le plus possible la corne de la pince ; on mit sous les pieds des fers à fortes éponges. Après trois ferrures semblables, le cheval avait recouvré ses aplombs.

Je pourrais citer un grand nombre de faits à peu près semblables, observés dans ma pratique et dont j'ai conservé bonne note ; mais les reproduire ici, ce serait faire des répétitions inutiles, et d'ailleurs les résultats des remèdes que j'ai employés, ont toujours été également satisfaisants.

Tout récemment, un vétérinaire attaché au 7e régiment d'artillerie (M. Lainé), adressait à la Société centrale vétérinaire de nombreuses observations ayant pour but de faire connaître les inconvénients qui résultent de l'usage d'une mauvaise ferrure ; ce vétérinaire indiquait aussi les moyens de porter remède au mal. Voici, en peu de mots, la méthode de M. Lainé : *Le cheval souffre dans ses tendons, si le poids de son corps est trop rejeté sur ses talons ; les talons se resserrent, s'ils sont trop opprimés par le poids. La ferrure doit avoir pour but de répartir davantage sur les os, ainsi que le veut la nature, les pressions à supporter, et de soulager d'autant les tendons. De là l'indication de laisser les talons élevés, et de les élever, s'ils sont trop bas.* Nous partageons complétement cette manière de voir.

Les propriétaires, les cultivateurs apprécieront la justesse de ces observations ; ils comprendront la nécessité de veiller plus soigneusement eux-mêmes à la ferrure de leurs chevaux. Les éleveurs s'attacheront à donner aux pieds des poulains une forme convenable ; il serait utile qu'ils les fissent ferrer aux pieds antérieurs dès l'âge de deux ans. Les conseils des vétérinaires leur seraient aussi fort utiles, pour remédier aux difformités qui sont le résultat d'une ferrure défectueuse.

Nous allons indiquer succinctement le mode de ferrure qui nous paraît le plus convenable, pour prévenir les inconvénients que nous venons de signaler.

En toutes circonstances, et quel que soit l'âge du cheval, il faut conserver une certaine élévation aux talons des pieds antérieurs et des pieds postérieurs. Lorsque les talons sont naturellement bas, il faut les exhausser au moyen d'éponges plus épaisses, et faire constamment usage d'une telle ferrure. Si l'abaissement des talons provient de la faute du maréchal, on fait usage de fers semblables ; mais chaque fois qu'on ferre le cheval, on abat la corne de la pince, sans toucher, bien entendu, à celle des talons, et lorsque la partie postérieure du pied a acquis une hauteur suffisante, on supprime les éponges.

Pour rendre moins lourds les fers à éponges épaisses, on a soin d'en diminuer la largeur vers la pince. Les crampons peuvent très-bien remplacer les éponges aux fers des pieds postérieurs ; mais, pour conserver un appui bien égal sur le sol, il faut en placer un à chacune des branches du fer.

Ce mode de ferrure que nous avons fait adopter, depuis plusieurs années, à la poste aux chevaux de Caen, et dont on fait surtout l'application aux chevaux qui ont naturellement les talons peu élevés, a préservé le plus grand nombre d'une usure prématurée, et fait disparaître des claudications qu'on attribuait à toute autre cause qu'à une ferrure défectueuse. Nous n'avons plus remarqué que bien rarement, par exemple, ces boiteries occasionnées par l'engorgement des tendons fléchisseurs, boiteries qui nécessitaient l'emploi du feu, et exigeaient un long repos, avant que le cheval pût reprendre son service.

Les observations qui précèdent, s'appliquent, bien entendu, aux chevaux assujétis à l'usage des fers ; quant aux poulains qui n'ont pas encore été ferrés, il faut, de temps à autre, leur *parer* les pieds, de manière à conserver la hauteur des talons, et à donner au sabot une forme et un appui convenables. La *Reinette* ou boutoir anglais, que devrait avoir en sa possession tout propriétaire de poulain, convient parfaitement pour faire soi-même cette opération.

Quelques cultivateurs dont les chevaux sont *arqués* ou, comme ils disent vulgairement, *pliés dans les genoux*, placent les extrémités antérieures dans un trou creusé à environ 20 ou 25 centimètres en avant de la mangeoire ; ce moyen produit souvent le redressement des aplombs, sans que le propriétaire de l'animal puisse se rendre compte du pourquoi, et cependant la chose est facile à comprendre : le cheval posant les pieds sur la partie inclinée du trou, a constamment les talons plus élevés que la pince ; il n'éprouve alors aucun tiraillement dans les tendons, et se redresse insensiblement. Une ferrure méthodique produirait un résultat plus prompt et plus certain.

Plusieurs marchands emploient un mode de ferrure à peu près analogue, pour dissimuler les faux aplombs des chevaux *droits* ou légèrement *bouletés* sur leurs membres ; ils mettent sous les pieds des fers à éponges épaisses, qui rétablissent momentanément les aplombs, et contribuent ainsi à tromper les acheteurs, trop confiants ou peu clairvoyants. Le maréchal intelligent ne doit pas changer cette ferrure ; il doit, au contraire, en continuer l'usage, jusqu'à ce que les talons aient acquis assez de hauteur pour qu'on puisse appliquer des fers ordinaires.

Pour conclusion, nous dirons que l'on préservera les chevaux d'un grand nombre de tares qui en déprécient toujours plus ou moins la valeur, en faisant constamment usage d'une ferrure bien faite, c'est-à-dire en rapport avec la conformation du pied ; nous ajouterons que, dirigée par un homme de l'art, cette ferrure corrigera même certains vices de conformation, qui, tôt ou tard, déterminent l'usure ou la boiterie.

Caen, 1er mai 1850.

CAILLIEUX,

Médecin vétérinaire, Secrétaire de la Société
vétérinaire du Calvados et de la Manche.

Caen.—Imp. E. Poisson.